As Aventuras de Sugar, o Ursinho Viajante.

Original escrito por Donna-Michelle Hall.

Ilustrado por Alena Mae Donkin.

Titulo Original: The Adventures of Sugar The Travelling Bear.
Tradução: Ana Cláudia Jorge

Colaboração: Manuel Oliveira

À Leonor Carlos Oliveira, por ensinar, todos os dias, que não é preciso usar armadura para ser uma guerreira. Que seja um exemplo para todos os amiguinhos DT1

Copyright © 2012 Donna-Michelle Donkin

Todos os direitos reservados.

ISBN:1722237503
ISBN-13:9781722237509

DEDICATÓRIA

A história que vais ler tem um fundo de verdade, pois existe mesmo um ursinho de peluche chamado Sugar (que quer dizer Açúcar) que viaja por todo o mundo e vai ter com as crianças para que se divirtam juntos e partilhem aventuras. O ursinho Sugar visita crianças muito especiais, como tu, que têm diabetes tipo 1. É claro que foi por causa da diabetes que eu e as minhas filhas lhe demos o nome de Sugar, pois, como já sabes ou vais aprender, a diabetes tipo 1 significa que o teu corpo não consegue controlar a quantidade de açúcar no sangue sem ajuda. O Sugar é um ursinho muito, muito especial, porque diz às crianças que elas também são especiais e que precisam de ser valentes durante muito tempo, e está lá para dar imensos abraços de ursinho e para te ajudar a ti e às outras crianças a sentirem-se menos sozinhas.

Na verdade, o Sugar é um de cinquenta ursinhos que enviei para todo o mundo para visitar crianças com diabetes tipo 1. Desde que a minha filha tem diabetes que os ursinhos andam à aventura no Reino Unido, na Irlanda do Norte, na América, na Austrália, em África, na Islândia, em Portugal, em França, no Canadá e noutros sítios. Todos os ursinhos partilham aventuras com as famílias em casa de quem ficam e ajudam as crianças com diabetes tipo 1 a sentirem-se menos sozinhas e a perceberem que fazem parte de uma comunidade onde todas as pessoas têm este problema.

**Os pais/cuidadores podem encontrar mais apoio na minha página do Facebook "The Insulin Gang" ou aceder à página "The Adventures of the Insulin Gang Travelling Bears", também no Facebook, para com a criança receberem um ursinho em casa. Por uma questão de privacidade, ambos os grupos são fechados.

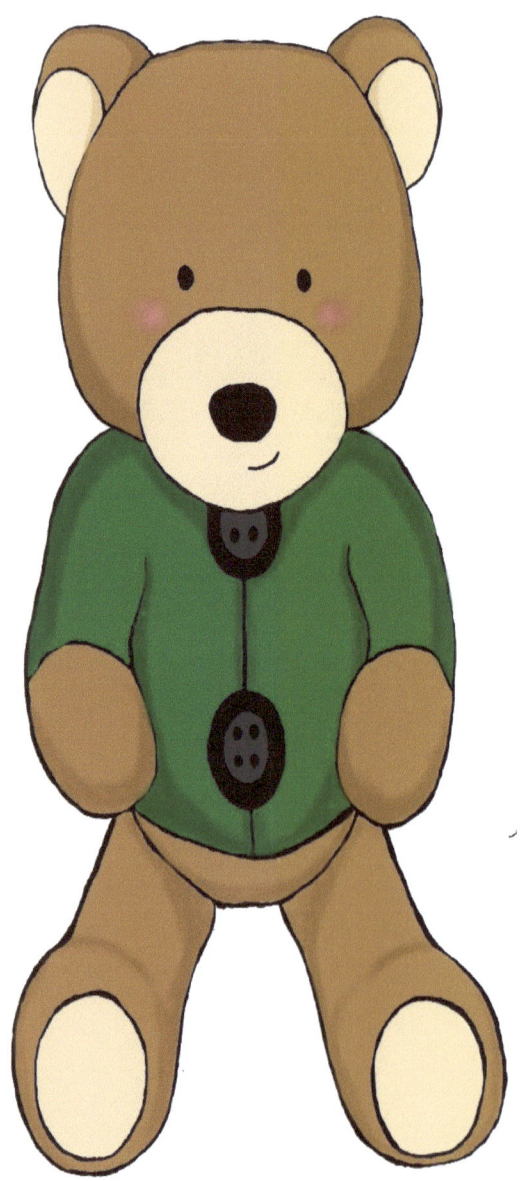

ÍNDICE

1. AGRADECIMENTOS
2. SUGAR, A HISTÓRIA
3. NOTA DA AUTORA
4. ACERCA DA AUTORA

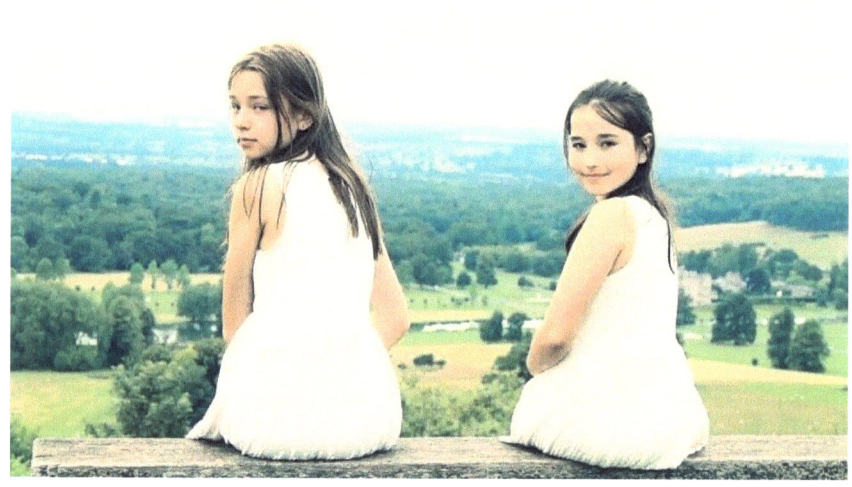

Cerys está do lado esquerdo e Alena do lado direito. Cerys é a razão para ter criado o grupo de apoio Insulin Gang e os Travelling Bears (Ursinhos Viajantes). Alena é a sua maior apoiante!

AGRADECIMENTOS

Em primeiro lugar, há que agradecer à minha filha linda, Cerys-Anne, em quem este livro se baseia. Foi-lhe diagnosticada diabetes tipo 1 quando tinha 9 anos e, mais ou menos 7 anos depois, ainda me espanto com a sua atitude perante a vida, a aprendizagem e as outras pessoas. É uma pessoa extraordinária de quem estou muito orgulhosa. Cerys tem ótimas notas e é provavelmente a pessoa mais bondosa que conheço. Espera-a um futuro brilhante!
Quero também agradecer à minha outra filha, Alena Mae, que fez as ilustrações deste livro. A própria Alena também enfrenta problemas de saúde e, nos últimos anos, tem sido afetada por esclerose múltipla. A vida tem sido difícil para ela e, por agora, não pode ir à escola. A garra e a determinação de Alena são espantosas e a sua vontade de continuar a aprender, a aplicar-se e a fazer a diferença para os outros são espantosas. Alena é uma artista talentosa e tenho imenso orgulho na sua maturidade, justiça e na atitude que demonstra perante os outros. Estou muito orgulhosa das minhas filhas que, apesar dos seus próprios problemas de saúde, têm objetivos fortes e conseguem alcançá-los.
Não posso ainda deixar de agradecer à comunidade da diabetes tipo 1 e aos membros dos meus grupos de apoio, The Insulin Gang, e The Adventures of the Insulin Gang Travelling Bears, onde o sentido de comunidade e união nos dá uma base de apoio mútuo e onde partilhamos a amizade, a educação e o sentido moral. Na minha opinião, a comunidade da diabetes tipo 1 é muito forte e é uma honra pertencer-lhe.

SUGAR XX

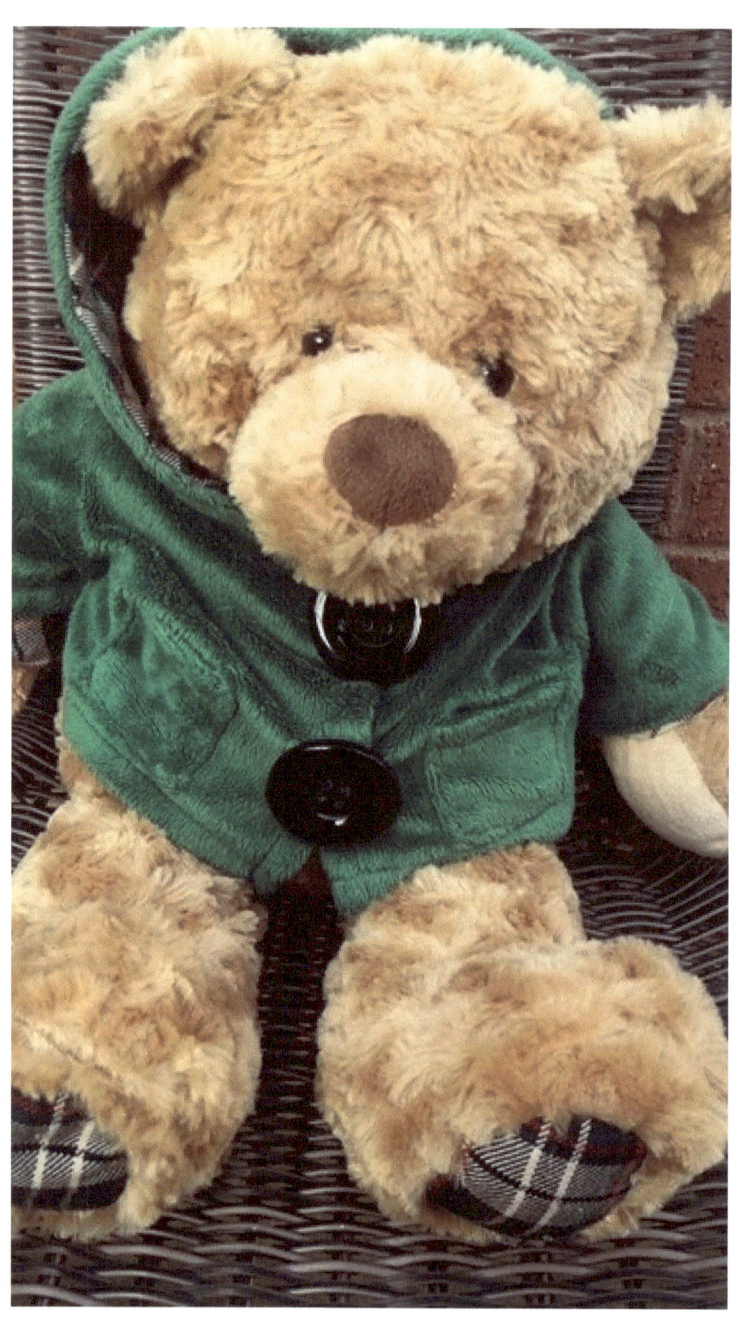

1. O URSINHO SUGAR VAI AO HOSPITAL.

O ursinho Sugar vive com a Anna, que é enfermeira pediátrica e trata das crianças. Muitas vezes, o Sugar fica com ela. O Sugar é um ursinho extremamente simpático e sempre muito bem arranjado, com o pelo macio e escovado e o casaco de veludo verde com os botões todos apertadinhos.

Orgulha-se de ser um urso bem-vestido e leva o seu papel muito a sério!

O papel dele é ajudar as crianças.

Hoje, o Sugar vai sair com uma missão muito importante: visitar uma criança que está no hospital perto da casa onde vive.

O Sugar está pacientemente sentado na cadeira da cozinha à espera de que a enfermeira Anna chegue e o leve para o hospital pediátrico. A Anna é enfermeira há muito tempo, é muito simpática e competente no seu trabalho.

O Sugar sabe que o hospital é um sítio onde as crianças que não estão bem podem ser ajudadas para ficarem melhores. Mas o Sugar também sabe que os hospitais podem assustar um bocadinho as crianças, e é por isso que a tarefa que ele tem hoje é tão importante. Sugar vai visitar uma menina chamada Cerys-Anne, que foi internada ontem. Como é natural, está com um bocadinho de medo.

Cerys-Anne tem 9 anos e está a ficar aborrecida, mas a Anna sabe que a visita do Sugar a vai animar. A Anna vai à cozinha, pega no ursinho que está sentado na cadeira, dá-lhe uma escovadela ao pelo, pisca-lhe o olho e sai para o hospital.

Há muito tempo que Cerys-Anne tinha uma infeção no peito e se sentia mal. Depois de ir ao médico, teve de vir ao hospital porque o médico descobriu que ela tinha muito açúcar no sangue. Por isso, tem de fazer mais exames.

Cerys e os pais estão um pouco preocupados, mas sabem que ela está em boas mãos.

No hospital, os médicos dizem à Cerys-Anne que tem diabetes tipo 1, o que a deixa um pouco aflita. Delicadamente, explicam-lhe que dentro do seu corpo existe um órgão chamado pâncreas que, normalmente, produz hormonas muito especiais, como a insulina. Algo fez com que o pâncreas de Cerys parasse de fabricar insulina e os médicos pensam que foi a infeção no peito e que o pâncreas não vai voltar a produzir insulina.

Estas notícias deixam Cerys e os pais muito surpresos e tristes. Sentem-se chocados e a mãe fica a pensar se fez alguma coisa mal. O pai disse que estava preocupado. Nesta altura, não entendiam que as crianças podem ter diabetes tipo 1 e não conheciam outras crianças que tivessem o mesmo problema. Como lidariam com a situação? A mãe e Cerys choraram. Todos estes sentimentos são muito habituais.

Os médicos e enfermeiros vão ajudar Cerys e os pais a compreenderem todos estes sentimentos e preocupações e a entenderem que o que aconteceu não tem nada a ver com alguma coisa que tenham feito. Ninguém fez a diabetes acontecer. Não é por causa de não fazer exercício que chegue nem é porque tenha comido muitos alimentos com açúcar a mais.

Ninguém podia ter feito a diabetes aparecer a Cerys e ninguém a podia ter travado. Neste caso, a infeção que Cerys teve no peito fez com que o seu corpo danificasse o pâncreas.

Os médicos e os enfermeiros vão ter uma conversa com Cerys-Anne e os pais para os ajudar a serem eles próprios a cuidar da diabetes tipo 1 quando chegarem a casa. As outras pessoas que tomam conta da Cerys-Anne também vão ter de ser ensinadas a ter estes cuidados.

Há muito a aprender e muito a recordar, mas não há problema! A partir de agora, os enfermeiros vão manter-se em contacto com eles e ajudarão a lembrarem-se e, em breve, tudo vai começar a fazer sentido.

Ainda assim, Cerys sente-se em baixo, está cansada e senta-se na cama do hospital a chorar. Não percebe muito bem o que lhe está a acontecer. Quem lhe dera que tivesse trazido o seu ursinho preferido, que abraçava sempre que estava triste!

A Anna chega mesmo a tempo e apresenta-se. Logo depois, dá-lhe o ursinho Sugar para ela abraçar. Anna sorri ternamente e diz-lhe que vai ficar tudo bem.

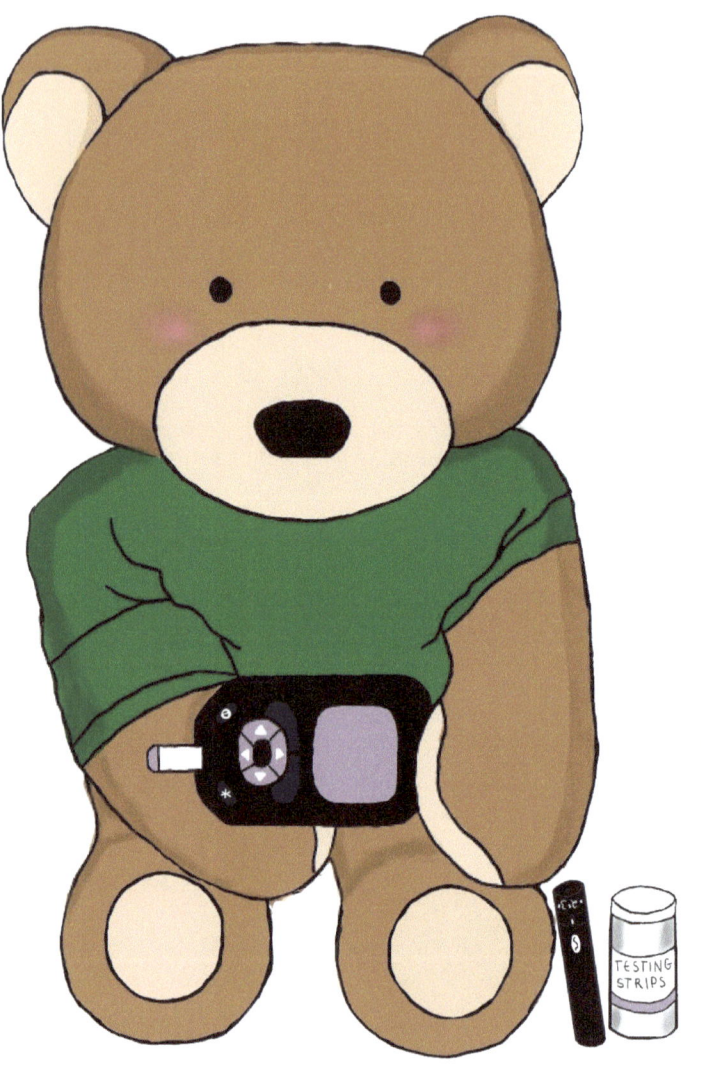

Para que o ursinho Sugar fique seguro, Anna escreve o nome dele numa pulseirinha do hospital igual à de Cerys-Anne e coloca-a nele. Cerys sempre adorou ursinhos mas, na pressa de chegar ao hospital, todos os que tinha ficaram em casa, em cima da cama. Abraçou Sugar com força, a sua cara contra a cara dele, e chorou. O ursinho sabia que ela estava triste a abraçou-a também com amor para ela saber que tudo ia ficar bem. Cerys apertou o Sugar com toda a força para não o largar.

A enfermeira Anna falou calmamente com Cerys e os seus pais sobre a necessidade de medir o açúcar no sangue com regularidade, usando um aparelhinho que lhe picava o dedo para sair uma gota de sangue, dizendo-lhes ainda que teria de dar injeções de insulina todos os dias. A Cerys fica assustada com as agulhas, mas a enfermeira mostra-lhe como elas são fininhas e ela fica mais descansada, sobretudo quando a mãe e o pai experimentam analisar o seu sangue.

As Aventuras de Sugar, o Ursinho Viajante

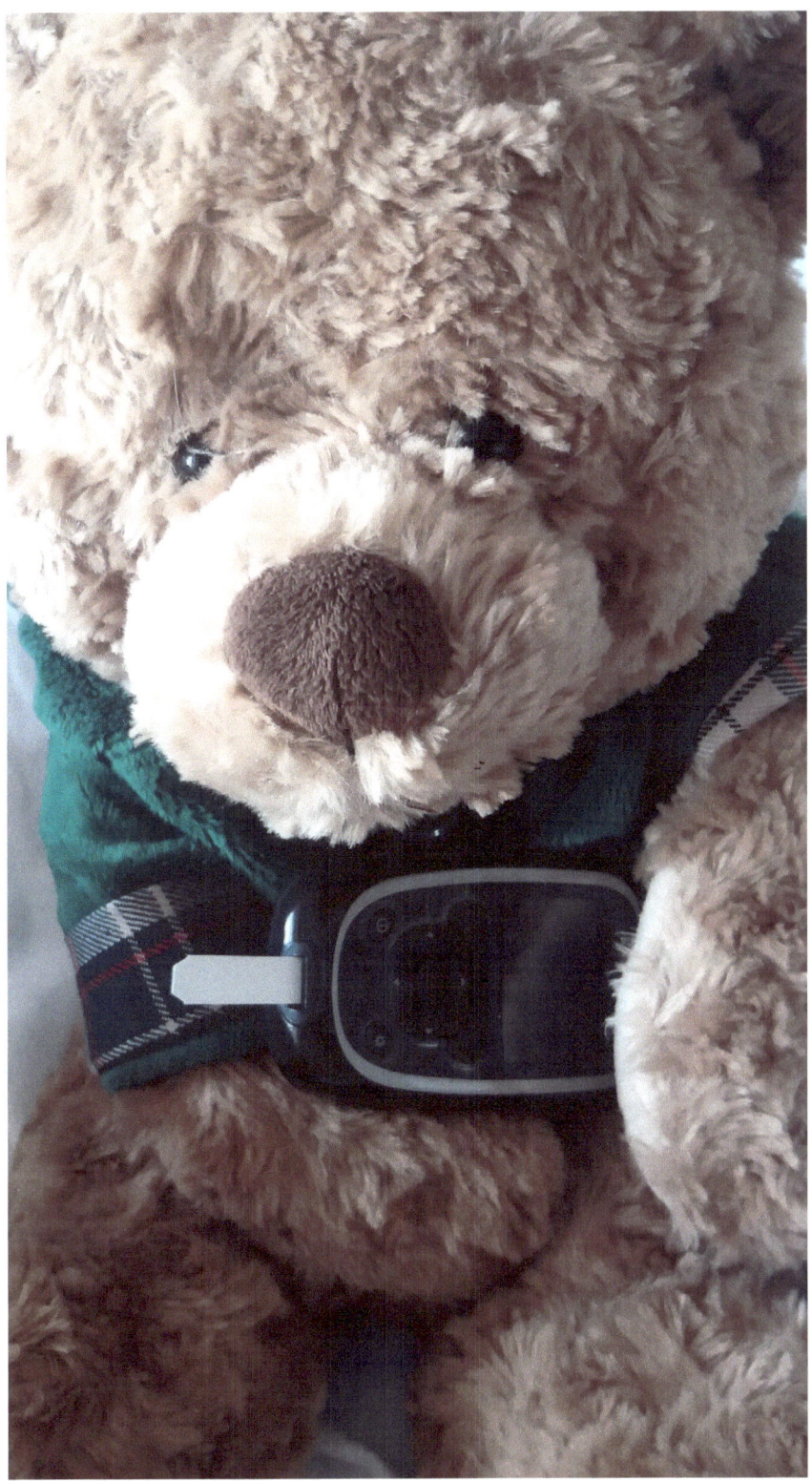

O ursinho Sugar já visitou imensas crianças com diabetes tipo 1. Por vezes, vai tanto ao hospital que fica exausto. No entanto, sabe que há outros ursinhos como ele, que visitam as crianças e as ajudam a lidarem com a diabetes. Mesmo depois de as crianças como Cerys saírem do hospital, às vezes ainda se sentem assustadas ou precisam de muita força e ser muito valentes. Há muito em que pensar e as crianças por vezes ainda necessitam de ser ajudadas pelos professores, familiares e amigos. Todos os Ursinhos Viajantes são muito importantes e a sua missão é simples: enviar sorrisos para todos os lados de modo a que as crianças se sintam menos sozinhas. Os ursinhos levam a sua missão muito a sério e todos têm um telefone especial através do qual falam uns com os outros sempre que podem e contam como se portam as fantásticas crianças com diabetes tipo 1 que conhecem e como todos ficam orgulhosos delas. Tommy, Connor, Joy, Carbo, Ryan, Duffy, Gluco, Teddy Ryder, Frederick, Dex e Pumpi são só alguns dos outros ursinhos que viajam pelo mundo.

Todos os ursinhos ajudam as crianças que se sentem sozinhas ou preocupadas e até chegam a ir às consultas no hospital ou à escola. Estão sempre muito bem vestidos para todas as suas aventuras!

Embora sejam muito diferentes entre si e visitem partes do mundo bastante variadas, todos guardam muito bem um segredo bem especial que, exceto a enfermeira Anna, nenhum adulto conhece. Todos os ursinhos têm esse segredo especial: à noite, ganham vida e vão à aventura enquanto a maior parte das pessoas está a dormir.

Se as crianças estiverem acordadas, o Sugar pode falar com elas. No entanto, logo de manhã, deita sobre elas um pozinho mágico brilhante que as faz esquecer que ele fala e anda. Assim, Sugar pode dar ainda mais ajuda e ter muitas aventuras fantásticas.

Sugar sabe que mesmo que a Cerys se sinta triste no momento, ele a vai ajudar a lembrar-se de sorrir.

Com todo o cuidado, Anna explicou a Cerys que, a partir de agora, quando ela comesse, iria necessitar de que o pai ou a mãe calculassem quanta insulina ela ia precisar para cada refeição ou lanche. A insulina teria de ser dada através de uma injeção, mas as agulhas são muito finas. A Cerys não gosta de levar injeções. A Anna ajudou-a e ajudou os pais a treinarem picando uma laranja com as agulhas.

As Aventuras de Sugar, o Ursinho Viajante

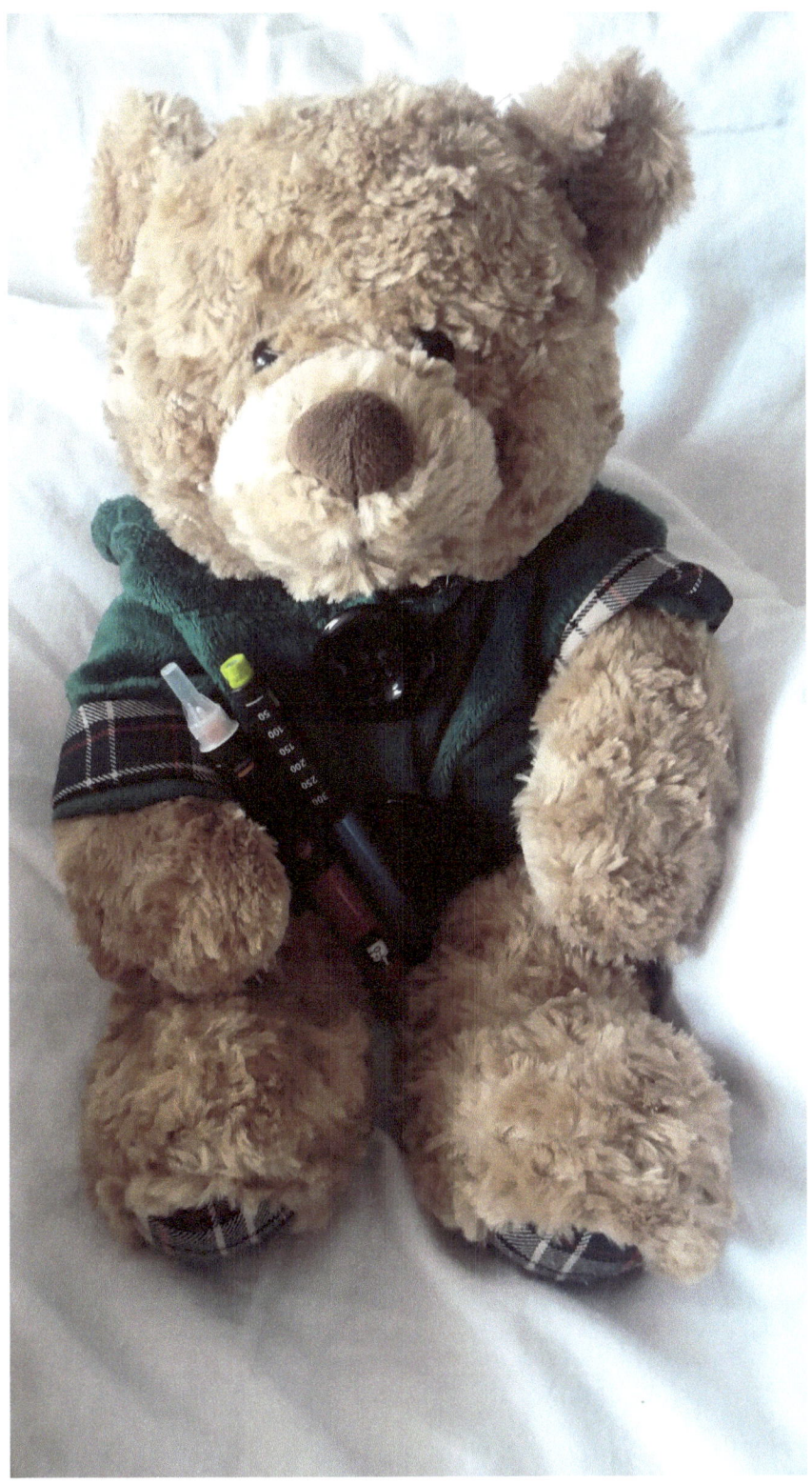

Passaram muito tempo a treinar até se sentirem à vontade para dar as injeções corretamente. Com a idade, Cerys vai ser capaz de fazê-lo sozinha. A Cerys ficou muito preocupada, pensando que isto iria dar imenso trabalho e a mãe pensou que tinha de ser supercuidadosa nas suas contas quando tivesse de calcular quanta insulina era necessária. A Anna explicou que estas contas têm de ser feitas com todo o cuidado, pois insulina a mais ou a menos podem fazer a Cerys sentir-se mal.

Todos se sentem cansados. O dia foi longo, houve muito a aprender e o pai e a mãe decidem ir para casa a ver se põem o sono em dia. Depois de muitos abraços e muitos beijinhos, a mãe e o pai despedem-se de Cerys.

A Cerys não queria que eles fossem embora, mas sabe que está a cuidado de enfermeiros ótimos. E voltou a trepar para a cama, sem nunca largar o ursinho Sugar.

Até parecia que o Sugar dava um abraço bem apertado à Cerys-Anne enquanto ela se aconchegava na cama, cansada de um dia tão cheio. As suas pestanas começaram a cerrar-se e, pouco depois, estava a dormir.

Ora é claro que foi neste momento que o Sugar decidiu fazer magia. Esgueirou-se dos braços de Cerys e sentou-se à beira da cama. Sabia que ela estava apreensiva com tudo o que tinha ouvido nesse dia, e ele compreendia porquê. Mas queria ajudá-la.

Sugar conhecia um livro especial que podia ajudar a Cerys e os pais a conhecerem os vários alimentos e a saber como podiam calcular de que quantidade de insulina cada alimento ia precisar. Há imensos alimentos que contêm umas substâncias chamadas hidratos de carbono. São palavras importantes e novas para ela, mas Cerys vai aprendê-las num instante.

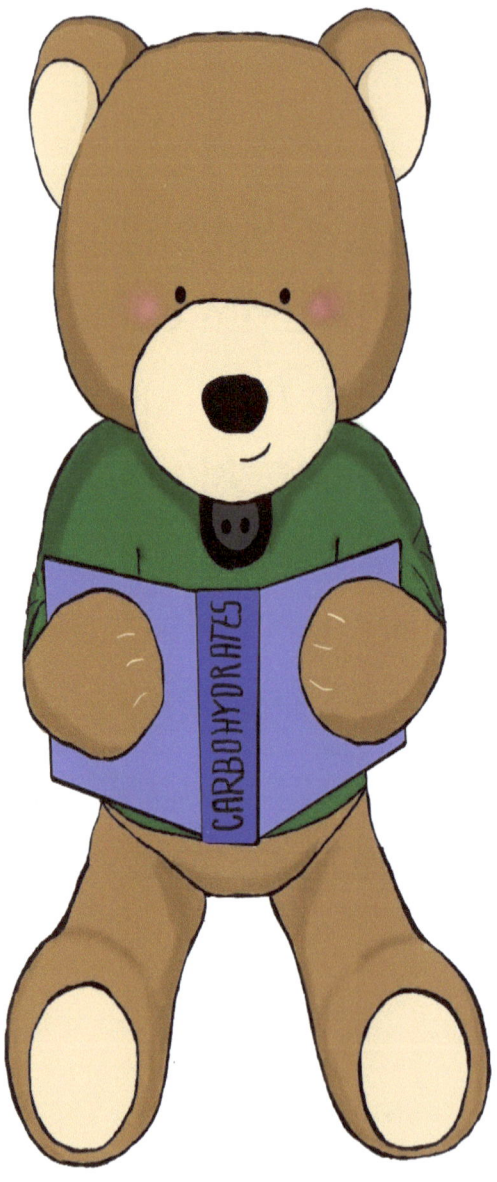

Neste livro tão especial que Sugar retira da prateleira, há imensas imagens de todos os alimentos.

O livro é pesado e Sugar tem de o arrastar até à cama, esticar-se todo e trepar com esforço para ele e o livro conseguirem chegar à cama de Cerys. Sugar sabe que Cerys irá ficar muito espantada quando ele a acordar, mas puxa-lhe a manga do pijama até ela abrir os olhos. Ela fica pasmada a olhar para ele e pensa que está a sonhar.

Cerys não quer acreditar! Esfrega os olhos, pestaneja uma e outra vez e Sugar fala com ela:

— Olá Cerys! Não fiques assustada, eu acordo todas as noites quando a maior parte dos adultos está a dormir ou ocupada a trabalhar. Estou aqui para te ajudar.— Sugar sorri com doçura a uma Cerys muito estremunhada e continua a falar:

— Obrigado por me teres deixado ajudar-te e abraçar-te.

Cerys ainda pensa que está a sonhar, mas repara que Sugar tem na mão um livro muito pesado e ajuda-o a puxá-lo para cima da cama. Sugar diz-lhe:

— Este livro vai ajudar-te a aprenderes coisas sobre os

açúcares e como comer alimentos diferentes vai afetar o açúcar no teu sangue. — Sugar levanta o livro e mostra-lhe imagens de alimentos muito coloridas. Juntos, veem o livro com cuidado e Cerys repara que há muitos números ao lado de cada alimento. Estes números não fazem sentido nenhum e ela está cansada, mas Sugar canta-lhe baixinho e ela sente-se ensonada, mas feliz, e toda entusiasmada por Sugar estar acordado e a falar.

Cerys e Sugar passam algum tempo a olhar para o livro e a aprender, e Sugar conta a Cerys as histórias de todas as outras crianças com diabetes tipo 1 que conheceu.

Sugar fala-lhe das crianças que conhece que jogam futebol, andam a cavalo, vão a visitas de estudo, acampamentos de pessoas com diabetes, aulas de dança, nadam, viajam... Todos conseguem fazer as coisas que costumavam fazer e a única diferença é que agora é preciso planear melhor as coisas para controlar a diabetes.

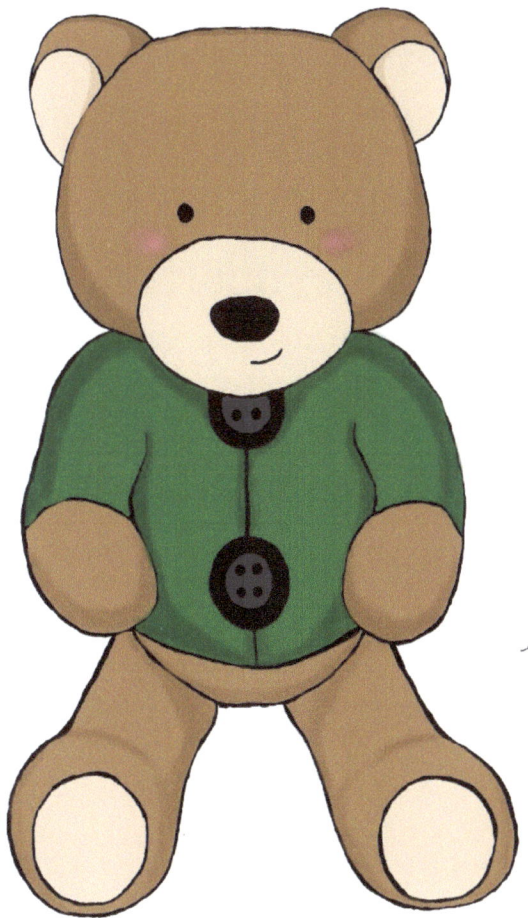

Sugar conta a Cerys muitas histórias acerca de outras pessoas com diabetes 1 que encontrou, tanto crianças como adultos.

Uma vez, Sugar ficou em casa de um homem chamado Pete que tinha acabado de escalar uma montanha, e outra em que uma senhora chamada Louise o encavalitou na sua moto e o levou a passear por toda a América. Apesar de terem diabetes tipo 1, estes adultos divertem-se muito e vivem momentos felizes, só tendo que cuidar mais de si próprios para se manterem bem.

Cerys adorava os olhos brilhantes e o rosto terno de Sugar. Tinha um pelo bonito e macio e fazia-a sentir que tudo ia ficar bem. Depressa a Cerys ficou cansada e se deitou. Sugar sabia que a Cerys precisava de dormir, por isso aninhou-se ao lado dela e ela abraçou-o muito bem até ser de manhã. O Sugar esperou até o sol nascer e soprou o pó mágico brilhante sobre o rosto dela para que não se lembrasse da sua conversa e de que o tinha visto ganhar vida durante a noite.

Sugar voltou a deitar-se e aguardou pelo bulício da manhã.

A Cerys acordou com uma sensação estranha, mas boa e com menos receio, e aguardou pela vinda da mãe e do pai.

A enfermeira chegou e explicou que hoje haveria uma reunião sobre os alimentos e a insulina. A Cerys sentiu-se menos preocupada e, curiosamente, sentiu que já sabia alguma coisa sobre o assunto. Viu um grande livro sobressair da prateleira e teve a sensação de já o ter visto antes.

A Cerys-Anne olhou para o ursinho Sugar sentado na cadeira e pareceu-lhe que quase sorria para ela. Pegou-lhe ao colo.

A enfermeira chegou, fez a cama da Cerys e murmurou que iriam precisar dele. A enfermeira deu a mão à Cerys e foram pelo corredor para ir ter com a mãe e o pai, que as aguardavam numa pequena sala ao lado.

Nesta sala, há um homem especial, o Nutricionista, que sabe tudo sobre os alimentos. O Nutricionista chama-se Bob. É muito simpático e fala novamente sobre aquelas palavras difíceis, os «hidratos de carbono». Bob toma o grande livro das mãos da enfermeira e começa a referir alguns alimentos, perguntando se alguém sabia que hidratos de carbono havia em cada alimento.

Para surpresa de todos, a Cerys parece saber muitas das respostas e ninguém, nem a própria Cerys, sabe porquê.

É claro que Sugar sabe porquê e sim, sorri por dentro e sente-se muito contente, pois sabe agora que, apesar de haver muito a aprender sobre a diabetes, vai correr tudo bem com a Cerys e a sua família.

A Cerys fica toda satisfeita por saber que em breve pode ir para casa e Anna, a enfermeira, entra para se despedir.

A mãe da Cerys trouxe de casa

dois dos seus ursinhos e Cerys abraça-os com toda a força, mas não antes de se despedir calorosamente do Sugar.

A Cerys sabe que o Sugar tem de ir ajudar outras crianças e, embora fique triste por o ver partir, compreende que as outras crianças também necessitam dele. Tem a certeza de que o Sugar é um ursinho muito especial e, quando Anna pega no ursinho das mãos da Cerys e lhe pisca o olho, parece que se calhar a Anna também sabe o quanto ele é especial.

Donna-Michelle Hall

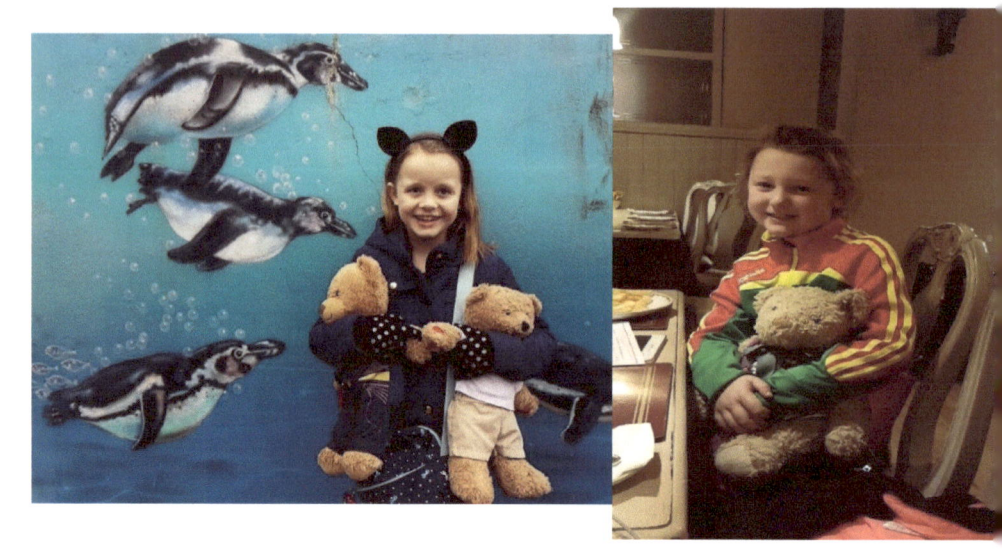

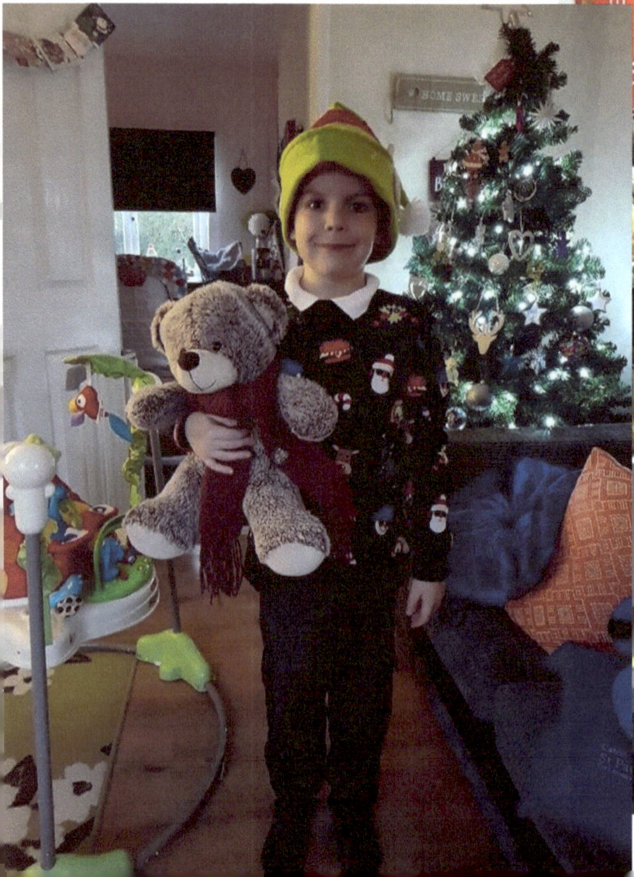

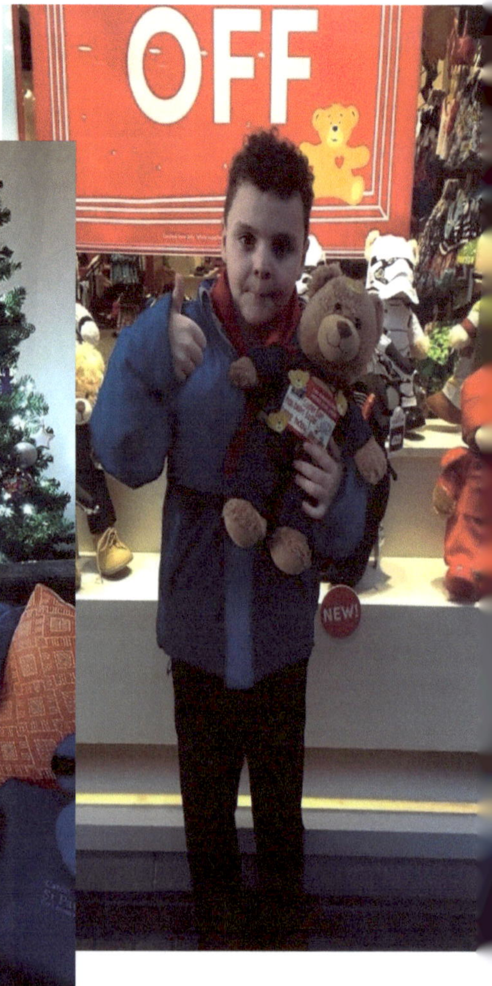

Espero um dia poder partilhar contigo mais aventuras do Sugar!

Não te esqueças: se estás a ler esta história e tens diabetes tipo 1, trata bem de ti e lembra-te de que nem a diabetes nem qualquer outro problema de saúde te define. Tens de o respeitar e fazer o devido planeamento, mas tens tantas outras qualidades fantásticas! A diabetes é apenas uma pequena parte de ti. Vais continuar a fazer coisas fantásticas e esperam-te imensas aventuras emocionantes ao longo da vida.

Se é pai ou mãe, cuidador ou amigo de uma criança com diabetes tipo 1, acredite que nem sempre é fácil. Só por demonstrar o seu apoio, já está a fazer algo muito importante. A comunidade da diabetes de tipo 1 é forte e faz parte dela.

Da Donna, da Cerys e da Alena, e de todos os ursinhos viajantes.

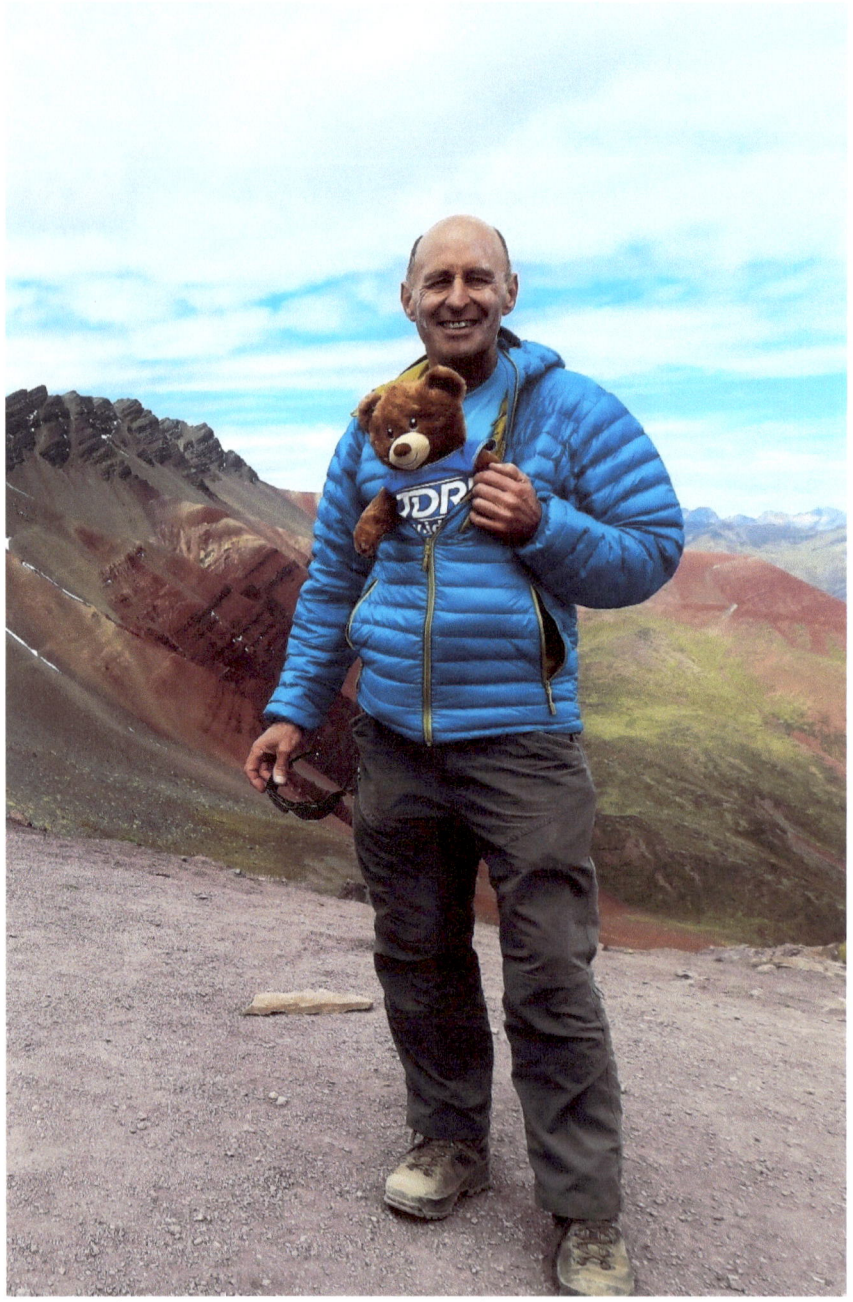
Pete escalou recentemente uma montanha.

ACERCA DA AUTORA

Tenho três filhos e estou muito orgulhosa daquilo que conseguem fazer. O meu filho Morgan está a trabalhar para ser médico, enquanto Cerys estuda para ser veterinária e Alena vai alegrar o mundo com a sua arte e quer ser professora auxiliar.
Tenho imensa sorte por ter crescido em Wiltshire e não tenho grande pressa de sair. No entanto, se sair, vai ser para me escapulir para a costa! Quando foi diagnosticada diabetes tipo 1 à minha filha, tudo nos pareceu assustador. Cerys tinha 9 anos e fobia às agulhas. Não foi fácil.
No entanto, com a ajuda de pessoas maravilhosas, conseguimos adaptar-nos e a vida com a diabetes tipo 1 tornou-se normal.
Uma vez que o diagnóstico nos fez ter vontade de agir proativamente e contribuir para esta causa, a nossa família começou a organizar eventos de angariação de fundos. Conseguimos mais de 11 000 euros, que se destinaram sobretudo a instituições sociais dedicadas à diabetes. Além disso, criei no Facebook o grupo de apoio *The Insulin Gang* e as *Adventures of the Insulin Gang Travelling Bears* que, em conjunto com os eventos de angariação de fundos, trouxe pessoas espantosas à nossa vida, demasiadas para mencionar individualmente, mas tantas pessoas fantásticas que várias se tornaram grandes amigas.
Neste momento, estou a estudar para obter o Grau de Psicologia e Aconselhamento na Universidade Aberta, o que se adequa mais à minha situação atual de cuidadora a tempo inteiro.

A vida em família é boa e a nossa casa está sempre cheia de amor e criatividade.

Espero que gostem desta história e que mais histórias se lhe sigam.

www.ingramcontent.com/pod-product-compliance
Lightning Source LLC
Chambersburg PA
CBHW040245220526
45473CB00001B/380